AF456043

LE

CONSEILLER DES FAMILLES

OU

MANUEL D'HYGIÈNE

DE LA BOUCHE

AVEC TABLEAU SYNOPTIQUE DE LA DENTITION

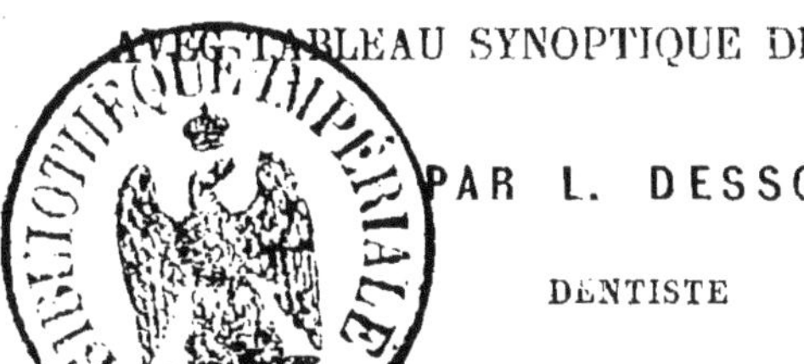

PAR L. DESSON

DENTISTE

PROFESSEUR DE PROTHÈSE DENTAIRE

Rue Geoffroy-Marie, 1

PRIX 50 c.

PARIS

CHEZ TOUS LES LIBRAIRES

1856

PRÉFACE

La profession de dentiste, très-honorée chez les Anciens, oubliée ensuite pendant plusieurs siècles, ne sortit de cet oubli que pour être exercée par des ignorants et des charlatans, qui léguèrent à leurs successeurs l'héritage d'une réputation peu honorable; c'est ce qui a puissamment contribué au discrédit dans lequel elle a longtemps vécu, et dont elle se relève à peine aujourd'hui. Mais le bon sens public, et disons-le aussi, les travaux des hommes consciencieux qui ont publié, vers la fin du siècle dernier et de nos temps, d'utiles ouvrages sur la matière que nous traitons, ont puissamment contribué à lui rendre le rang qui lui appartient dans le corps médical. Aujourd'hui, bon nombre de docteurs en médecine n'hésitent pas à se livrer exclusivement à la spécialité du dentiste.

LE

BON DENTISTE

CONSIDÉRATIONS GÉNÉRALES

Chacun apprécie aujourd'hui combien sont importants les soins à donner à la bouche, et surtout aux dents; mais ce qu'on ignore encore, c'est la manière de bien diriger ces soins. On est donc obligé d'avoir recours au dentiste. Mais beaucoup de personnes hésitent à subir le lourd impôt que prélèvent sur la bouche de leurs clients certains de mes honorables confrères; car si, dans les prospectus et dans les annonces, les prix sont modestes, il n'en est pas toujours ainsi sur le fauteuil de douleur. Là, on est effrayé en apprenant que beaucoup de soins et d'opérations sont devenus nécessaires ; et cela est souvent vrai, si l'on a négligé de prendre quelque peine et quelque attention pour éviter le mal et aussi le médecin, ou lorsque, par une économie mal entendue, on a hésité à consulter ce dernier, chose en apparence peu urgente, mais en réalité très-utile.

PREMIÈRE PARTIE

DE LA BOUCHE

La bouche est un des organes les plus importants. C'est par elle que s'opère la respiration, c'est elle qui est le principal agent dans la digestion, car elle est juge par le goût. Elle prépare les aliments et les sature d'une humeur vivifiante (la salive); enfin, c'est par elle que nous accomplissons un acte sublime, la parole.

Quoi de plus gracieux, de plus expressif qu'une jolie bouche? Par elle que d'émotions, que de sensations! Son aspect seul cause le plaisir ou la peine, la joie ou la crainte; et lorsqu'elle fait vibrer la voix, quelle puissance n'exerce-t-elle pas sur notre esprit, sur notre âme, et sur tous nos sens?

Mais revenons à des considérations qui se rattachent plus directement à l'objet que nous nous sommes proposé dans cet ouvrage. La bouche est plus exposée que beaucoup d'autres organes à éprouver des lésions, qui, bien que peu dangereuses, puisqu'elles ne mettent pas ordinairement la vie en péril, contribuent cependant beaucoup à l'affaiblissement de la santé, et sont quelquefois la cause de maladies longues et douloureuses. C'est ce que nous allons tâcher de prouver. Ainsi que nous l'avons dit plus haut, les aliments doivent être préparés à l'ingestion dans l'estomac par la mastication ; et, lorsqu'on a perdu une quantité plus ou moins grande de dents, la trituration, ne se faisant que d'une manière incomplète, laisse à ce viscère un travail laborieux qui l'irrite, et donne lieu à des gastrites, des indigestions, et à diverses autres maladies. La parole aussi est altérée, ou entravée par la perte des dents antérieures; la bouche en est déformée, et prend une expression peu agréable : il est donc d'une grande importance de soigner cet organe, afin de conserver le plus longtemps possible de bonnes dents.

DÉVELOPPEMENT DE LA PREMIÈRE DENTITION

Avant d'examiner ce qui concerne la conservation des dents, j'exposerai en peu de mots les faits de la première et de la seconde dentition, en y joignant quelques observations propres à servir de guide aux mères de famille. Leur tendresse est trop souvent portée à s'exagérer les dangers de la dentition, qui n'est, en définitive, comme le reste de la croissance, qu'une opération de la nature. Très-souvent les accidents qui se manifestent sont dus à d'autres causes et se compliquent seulement par les effets directs de la dentition.

Ces effets directs sont les suivants :

Lorsque la dent fait effort pour sortir, il se déclare de la chaleur aux gencives, la salivation devient plus abondante, le sommeil est agité, les joues se colorent d'une manière inégale, il y a souvent de la fièvre ; en général, le relâchement du ventre survient, mais à moins que ce dernier symptôme ne prenne un caractère de violence, il est plutôt favorable que nuisible ; il forme, comme la salivation, une évacuation naturelle, et il faut l'entretenir au lieu de la combattre.

Les précautions ordinaires contre ces petits accidents sont très-simples ; elles consistent à tenir les enfants chaudement, à les frictionner même au besoin, à leur faire autant que possible respirer le grand air, et à éviter de les fatiguer en essayant de les faire marcher ; il est bon, quand on en est venu à leur donner de la bouillie, de la supprimer momentanément, pour s'en tenir au sein de la mère ou de la nourrice. Le sein est, comme on le sait, le plus puissant moyen de les calmer et de les consoler.

Précisément, parce que le travail de la dentition est très-sujet à se compliquer d'autres affections, il faut apporter en ce moment l'attention la plus extrême et la plus soutenue à la santé de l'enfant, et sitôt que l'on apercevra des accidents autres que ceux que nous venons d'indiquer, il sera important de consulter un médecin. Les hochets sont nuisibles, en ce que les corps durs dont ils sont faits ordinairement, l'ivoire, le corail, frottent sur les gencives, et les durcissent au lieu de les attendrir. L'on peut employer avec succès un morceau de racine de guimauve bien nettoyé, ce qui se produit par la pression, et la salivation attendrit les gencives sans les irriter.

Les premières dents qui poussent sont les deux grandes incisives de la mâchoire inférieure ; c'est ordinairement du sixième au huitième mois. Quelque temps après, les correspondantes de la mâchoire supérieure se montrent ; les dents latérales du bas viennent ensuite et sont bientôt suivies de celles d'en haut. Ces huit dents composent les dents de devant, que nous appelons petites et grandes incisives.

Du dixième au quatorzième mois paraissent de chaque côté les deux premières petites molaires, haut et bas; puis, de quinze à vingt mois, les quatre dents canines, que l'on appelle vulgairement œillères. Enfin, de vingt à trente mois, les quatre dernières petites molaires sortent et complètent la première dentition, qui se compose, comme on le voit, de vingt dents, savoir: quatre incisives de la mâchoire supérieure, quatre incisives inférieures, quatre canines haut et bas, quatre petites molaires, id., et quatre secondes molaires. Toutes ces dents doivent tomber et être remplacées.

Ainsi, en résumé, ces dents se présentent aux âges et dans l'ordre ci-après:

De 6 à 8 mois, les quatre grandes incisives;
De 8 à 10 — les quatre petites incisives;
De 10 à 14 — les quatre premières petites molaires;
De 15 à 20 — les quatre canines ou œillères;
De 20 à 30 — les quatre deuxièmes petites molaires;

L'enfant aura donc terminé sa première dentition vers deux ans et demi.

DE LA SECONDE DENTITION

La seconde dentition s'effectue presque toujours sans maladie. Les accidents qui surviennent quelquefois sont des maux d'yeux, de gorge ou d'oreilles, des gonflements des glandes du cou, des éruptions croûteuses vers la tête, et des dartres farineuses sur la figure. Avec un peu de soin on remédie aisément à ces petites indispositions.

La difficulté consiste surtout à faire que les dents qui poussent se rangent convenablement.

La mère doit examiner attentivement si la dent qui veut sortir trouve une place suffisante ; d'un autre côté, il ne faut pas lui faire trop de place, car la dent qui pousse doit s'aligner sur les dents voisines, et celles-ci lui servir de tuteurs. Les dents de la seconde dentition poussent telles qu'elles doivent rester toute la vie, et, par conséquent, telles qu'elles doivent être pour un homme fait. Elles se trouvent donc au premier moment en disproportion avec la taille de l'enfant cette anomalie effraye souvent la mère de famille sans expérience : elle n'a rien cependant que de très-simple, et disparaît naturellement à mesure que l'enfant grandit.

Les soins sont si importants à l'époque de la seconde dentition, pour établir et conserver une bonne disposition des dents, que nous croyons devoir recommander instamment aux mères de famille de conduire chaque mois, la dentition une fois commencée, leurs enfants chez un dentiste. Ce dernier pourra ainsi surveiller et extraire à temps les dents selon qu'il le jugera nécessaires pour faire de la place aux autres.

Voici la nomenclature des dents de la seconde dentition dans leur ordre naturel, avec l'indication de l'âge auquel elles poussent :

De cinq à six ans, les quatre premières grosses molaires, qui ne poussent qu'une fois ;

De 8 à 10 ans, les grandes incisives;
De 9 à 10 — les petites incisives ;
De 10 à 11 — les premières petites molaires ;
De 11 à 13 — les canines ou œillères ;
De 12 à 14 — les deux petites molaires ;
De 13 à 15 — les deuxièmes grosses molaires;
De 20 à 25 — les troisièmes grosses molaires ou dents de sagesse.

DES ALIMENTS — DES MALADIES — DE L'USAGE DU TABAC

Les aliments agissent à la fois et sur l'économie générale et sur la substance propre de la dent.

Je laisse à chaque médecin le soin de prescrire à son client le régime alimentaire qu'il croit propre à sa constitution. Je ne m'occuperai des aliments qu'au point de vue de leur action directe et nuisible sur les dents. Ils agissent, les uns physiquement par leur dureté, leur ténacité, leur température ; les autres, chimiquement, par une action spéciale corrosive sur la matière dentaire ; d'autres encore, par les troubles particuliers qu'ils portent sur la muqueuse de la bouche.

Les corps qui présentent une trop grande résistance peuvent faire éclater une portion de la dent ; manger le potage trop chaud et boire froid ensuite, fait fendre l'émail et peut donner une inflammation de la pulpe dentaire ou du périoste.

Chacun connaît l'agacement insupportable produit sur les dents par le contact prolongé des acides, des liquides et des fruits qui en contiennent ; les acides agissent sur les dents à la manière des dissolvants, ils font subir à la matière sécrétée par la pulpe dentaire une décomposition chimique dont la conséquence est la destruction de l'émail et la dénudation de la partie osseuse, qui ne tarde pas à noircir, à se carier et à tomber en débris.

L'usage du tabac n'exerce sur la bouche une influence pernicieuse qu'autant qu'il dégénère en abus. Ce qui est surtout à craindre, c'est la chaleur qui fend l'émail et le dessèche ; il faut donc en conclure que les tuyaux de pipes qui sont longs et faits de substances peu dures, afin de ne pas user les dents, sont préférables ; que le cigare fumé trop court est nuisible, et que la cigarette est, de tout ce que l'on peut fumer, ce qu'il y a de pire.

Si la fumée de tabac n'offre pas de danger pour les dents, elle les salit, ce qui oblige, ne fût-ce que pour enlever une odeur toujours désagréable, à manger quelques grains de cachou préparé pour cet usage, à les laver avec un liquide aromatique et à les faire nettoyer, opération que l'on peut répéter souvent sans leur nuire.

DES SOINS HYGIÉNIQUES

On doit se laver les dents au moins une fois par jour, aussitôt qu'on se lève, afin d'enlever les mucosités qui se sont formées pendant le sommeil, et mieux encore soir et matin. On ôte ainsi le soir des particules animales, des débris d'aliments qui pendant la nuit communiqueraient à la bouche une odeur désagréable.

La plupart des dentistes prescrivent à leurs clients des brosses dures, et ceux qui ont écrit les recommandent dans leurs ouvrages. L'expérience m'a démontré que ce frottement réitéré de la brosse sur les gencives les écorche, et à la longue peut faire venir de petites ulcérations ; il déchausse les dents, et finit par les couper.

On concevra facilement ce que je dis, en pensant qu'une goutte d'eau qui tombe tous les jours à la même place creuse la pierre la plus dure ; à plus forte raison une brosse qui frotte tous les jours les dents transversalement doit-elle, au bout de quelques années, les couper. D'ailleurs, quelle nécessité de prendre une brosse dure ? Si le tartre est formé, la brosse ne l'enlèvera pas, et si vous avez soin de nettoyer vos dents matin et soir, le limon qui se forme étant mou, une brosse douce et un dentifrice suffisent. Il faut avoir soin de brosser les dents de haut en bas pour les dents du haut, et de bas en haut pour les dents de la mâchoire inférieure. Si vous brossez transversalement, vous nettoyez la surface de la dent, en poussant le limon dans les interstices des dents sans l'enlever complétement; les morceaux de linge ou fragments d'éponge dont se servent quelques personnes produisent le même effet.

LES DENTS LIMÉES ET PLOMBÉES

Limer et plomber sont les seules opérations qui soient du ressort de l'hygiène dentaire. Si l'on voit une dent qui commence à se carier, il faut, au moyen de la lime, enlever complétement la tache, puis cautériser légèrement la place avec le fer chaud (cette opération ne produit aucune douleur), afin de former sur les parties dénudées un émail factice. J'ai souligné à dessein les mots « enlever complètement, » parce que beaucoup de dentistes, soit par négligence ou par crainte de fatiguer le patient, liment juste ce qu'ils croient nécessaire, et pour peu qu'il reste non pas de carie, mais même de substance osseuse ramollie, le mal continue à faire des progrès. Il faut toujours enlever plus que moins ; alors vous pouvez être certain que cette dent est guérie, et qu'il y a très-peu de différence entre elle et une bonne dent.

Le plombage des dents n'agit pas comme tonique, mais bien mécaniquement, en empêchant les aliments et l'humidité de pénétrer dans la dent et de ramollir la substance. On peut donc déduire de cela qu'une dent qui n'est pas parfaitement oblitérée, et qui laisse seulement pénétrer un peu de salive, est, à peu de chose près, dans une aussi mauvaise condition que celle qu'on a négligé de faire soigner.

Pour plomber une dent avec avantage, il faut aller au-devant du mal, car lorsque la dent est douloureuse, rarement on peut l'oblitérer avec succès ; il faut alors recourir à des topiques médicamenteux, dont l'action spéciale est souvent aussi puissante que celle des moyens mécaniques.

DES DENTS ARTIFICIELLES

Les personnes qui, par accident ou défaut de soins, ont perdu des dents, ou qui, malgré toutes leurs précautions, n'ont pu les conserver, sont obligées de les faire remplacer par de fausses dents.

Cette partie de notre art se nomme prothèse dentaire ; elle a fait depuis quelques années de grands et réels progrès, bien que ces progrès aient été exagérés par les déclarations pompeuses des charlatans, car ni eux ni personne ne seraient en état d'accomplir la majeure partie des promesses dont ils se montrent si prodigues envers le public.

Le cheval marin est la substance la plus anciennement employée, bien que dans ces derniers temps on l'ait inventée à grand fracas, sous le nom de matière osanore. Bien ajusté, ce travail est avantageux, surtout pour les dentiers complets, c'est-à-dire les dentiers nécessaires aux personnes qui sont privées de toutes les dents. C'est un os doux aux gencives; il a malheureusement l'inconvénient de se jaunir, et de devenir spongieux par l'infiltration de la salive. Ces inconvénients entraînent la nécessité d'un renouvellement assez fréquent, et par conséquent dispendieux.

Les dentiers de porcelaine sont les plus économiques, attendu que l'on y fait entrer une substance inaltérable qui ne change pas de couleur, et montée sur des plaques d'or. Par conséquent, si l'une de ces dents se casse, ce qui arrive quelquefois, on peut aisément en substituer une autre. Poser des dents n'est pas une opération douloureuse; il faut autant que possible conserver les racines qui restent, et qui font une espèce de cailloutage présentant un point d'appui aux pièces artificielles.

Les dents artificielles montées solidement sur des plaques d'or ou de platine, et bien ajustées, peuvent rendre d'immenses services, en facilitant la mastication, en aidant à parler d'une manière intelligible, et en servant de point d'appui aux dents qui restent.

Je crois avoir terminé la série des observations qui m'ont paru d'une utilité pratique.

Je me bornerai maintenant à jeter un coup d'œil sur les propriétés des élixirs et poudres dentifrices.

DES DENTIFRICES, DE LEURS PROPRIÉTÉS

PAR DESSON

C'est une erreur grave que de considérer les dentifrices comme un simple luxe de toilette, dont on peut s'abstenir impunément. Cette erreur, je ne saurais trop la combattre, en conseillant leur usage à toute personne désireuse de la conservation de ses dents; mais je recommande en même temps la plus grande circonspection dans le choix de ces agents hygiéniques, qui, au lieu d'un effet salutaire, peuvent produire des désordres graves si leur composition est défectueuse.

Les élixirs et les poudres ont chacun une action spéciale, particulière; mais leur emploi simultané constitue la véritable pratique de l'hygiène dentaire. Pour tout le monde, l'emploi des dentifrices est utile, mais il est indispensable pour les personnes qui habitent les bords de la mer, le littoral des grands fleuves, les lieux humides, frais ou très-chauds ; pour celles qui fréquentent les ateliers, où la fumée et la poussière se respirent sans cesse ; pour celles, surtout, qui font usage du tabac.

Les élixirs bien préparés ont une action tonique, ils préviennent la formation du tartre, le gonflement des gencives, le développement des ulcérations douloureuses, la destruction de l'émail, la carie des dents. En conservant aux gencives leur fermeté, aux dents leur blancheur, ils communiquent à la bouche un parfum agréable ; leur usage est surtout nécessaire pour combattre les effets morbides sur les dents pour les maladies longues ou les traitements qu'elles ont nécessités.

Les poudres dentifrices, si le choix qui les compose a été fait avec discernement, exercent sur les dents une action chimique. Leur effet spécial est d'enlever le tartre en se combinant avec lui, et les matières muqueuses, en les incorporant à leur propre substance ; pour atteindre ce but, la condition première est, qu'elles soient réduites à l'état de poudre inpalpables.

Malheureusement la plupart sont chargées d'acides et procurent aux dents une blancheur factice, qui disparaît en quelques instants pour être remplacée par une teinte jaunâtre, qu'un usage prolongé de ces poudres rend indélébile ; en outre, comme tous les acides, elles attaquent les dents ; d'autres fabriquées avec de la pierre ponce, du plâtre, des matières dures grossièrement pulvérisées, semblent nettoyer les dents par l'effet mécanique de la lime, mais les rayent.

Les poudres végétales au charbon, au quinquina, le tabac, outre que leur emploi est des plus désagréables, sont plutôt des préparations médicamenteuses efficaces dans certaines affections de la bouche et des gencives, que des dentifrices hygiéniques d'un usage journalier. Quant aux annonces qui recommandent comme dentifrices les vinaigres de toilette, dont la base est toujours l'acide, principe de tous les vinaigres, je ne puis, pour protester contre de telles hérésies, que renvoyer à ce que j'ai dit à propos de l'action des acides sur la substance dentaire, et en proscrire l'usage d'une manière absolue.

Mais je puis répondre de ce que je connais ; aussi je ne crains pas d'engager ma responsabilité en recommandant mes dentifrices.

Mode d'emploi. — J'ai dit, en parlant des poudres et élixirs, que leur usage constituait la véritable pratique de l'hygiène dentaire, j'ajoute que c'est réellement la seule manière de les employer; que la poudre à la maguésie a besoin du goût aromatique de l'élixir, et que ce dernier, sans la poudre, ne pourrait enlever complétement le tartre.

Voici du reste la manière de procéder : on met un peu d'élixir dans un verre d'eau ; en y tombant, il y forme un nuage qui communique bientôt à tout le liquide une couleur rosée; on humecte légèrement la brosse en la trempant dans l'eau aromatisée, on l'applique ensuite sur la poudre, qui s'y attache en couche épaisse, puis on brosse les dents avec les précautions que j'ai pris soin d'indiquer dans le chapitre des soins hygiéniques.

RÉFLEXION SUR LES ABUS DE LA DENTITION

J'ai l'honneur de vous présenter de judicieuses observations sur les abus journaliers de la prothèse dentaire, afin de vous prévenir contre ces annonces pompeuses débitées en public par de soi-disant dentistes, et qui ne justifient que trop le charlatanisme dont on accuse cette profession. Ce n'est pas que je veuille me justifier contre cette critique, ma réputation l'aurait bientôt détruite; mais je suis forcément obligé de convenir que les extravagances de quelques-uns, peuvent faire généraliser ce qui n'est applicable qu'à eux seuls. Ce sont précisément ceux qui ne connaissent l'art dentaire que de nom, qui font plus de fracas: c'est à leur imagination que l'on doit l'invention des dents soutenues par l'air atmosphérique, c'est à eux aussi que l'on doit la transformation des dents de cheval marin en osanores; nouveautés malheureuses, puisque le plus simple bon sens en fera justice de ce premier système et que l'on est même à reconnaître que le second a le grave inconvénient de jaunir, d'empoisonner la bouche. C'est aux dents naturelles que nous accordons notre préférence, c'est celles-là que nous recommandons, parce que, montés sur des plaques en or, exécutés avec l'habileté d'un bon praticien, ces dentiers sont d'un usage facile, sans aucun des inconvénients de tous les autres systèmes ; aussi disons-nous sans vanité que tout ce qui sortira de nos mains sera la réfutation la plus écrasante du préjugé du charlatanisme dont on accuse l'art dentaire.

FIN.

Paris. De Soye et Bouchet, imprimeurs, place du Panthéon, 2.

www.ingramcontent.com/pod-product-compliance
Ingram Content Group UK Ltd.
Pitfield, Milton Keynes, MK11 3LW, UK
UKHW022207190726
13855UKWH00004B/1661

9 782013 043663